NOUVELLE CONTRIBUTION A L'ÉTUDE

DU TRAITEMENT CURATIF

DE

L'ÉCLAMPSIE PUERPÉRALE

GRAVE

ET

REMARQUES SUR SA PROPHYLAXIE

Par le Dr FERRÉ

Directeur de la Maternité

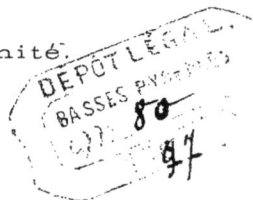

— JUILLET 1896 —

PAU

IMPRIMERIE-STÉRÉOTYPIE GARET, RUE DES CORDELIERS, 11

J. EMPÉRAUGER, IMPRIMEUR

—

1896

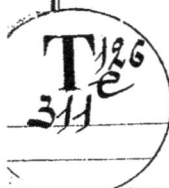

NOUVELLE CONTRIBUTION A L'ÉTUDE

DU TRAITEMENT CURATIF

DE

L'ÉCLAMPSIE PUERPÉRALE

GRAVE

ET

REMARQUES SUR SA PROPHYLAXIE

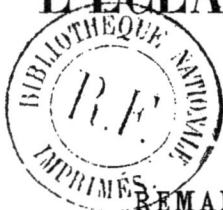

Par le Dr **FERRÉ**

Directeur de la Maternité.

— JUILLET 1896 —

PAU

IMPRIMERIE-STÉRÉOTYPIE GARET, RUE DES CORDELIERS, 11

J. EMPÉRAUGER, IMPRIMEUR

—

1896

PRÉAMBULE

Les convulsions éclamptiques qui se manifestent à des moments très divers, chez les femmes en état d'intoxication gravidique, constituent un accident très grave, puisque, d'après la plupart des auteurs, le tiers de ces malades, en moyenne, succombe.

Cependant la gravité du pronostic varie beaucoup selon les cas.

Il n'est guère de médecin qui ne se soit trouvé en présence de ces cas, heureusement les plus fréquents, dans lesquels il ne se produit qu'un petit nombre d'attaques, suivies d'un coma incomplet et de courte durée, sans élévation de température, sans troubles notables de la sécrétion urinaire.

L'arrêt des convulsions et l'amélioration de l'état des malades coïncide souvent alors soit avec la mort du fœtus dans l'utérus, soit avec la terminaison de l'accouchement, quand l'éclampsie s'est manifestée à l'occasion du travail à terme.

Dans ces cas légers, la guérison est la règle, quel que soit le traitement employé et même sans traitement.

Il en est tout autrement dans les cas où les attaques sont nombreuses, le coma profond et continu, la température élevée, la sécrétion urinaire diminuée ou tarie.

Dans ces cas vraiment graves, la mortalité a été, jusqu'à ces derniers temps, beaucoup plus élevée, et a pu atteindre la proportion énorme de 40 à 50 °/₀.

J'ai déjà publié, en 1894, une notice à l'occasion de deux cas graves d'éclampsie traités par la saignée et les injections de sérum artificiel d'après la méthode de MM. Porak et Bernheim.

J'ai, depuis lors, observé un certain nombre de cas d'éclampsie.

Parmi ces derniers, je rapporterai seulement ceux dans lesquels il s'est produit au moins dix attaques, un coma complet et ininterrompu de dix heures au moins, de la fièvre, enfin des troubles notables de la sécrétion urinaire.

Ces cas nouveaux, que je joins aux deux premiers, sont au nombre de cinq ; ensemble sept cas ayant donné six guérisons et un décès.

Pour qu'une méthode thérapeutique puisse être soumise à la critique, il est nécessaire que les cas dans lesquels elle a été appliquée soient rapportés aussi complètement que possible.

Peut-être les observations ci-après paraîtront-elles d'une minutie excessive et fatigantes à lire.

Aussi donnerai-je d'abord un tableau résumant ces observations et permettant de comparer les circonstances les plus importantes de chacune d'elles.

J'ai ajouté, à titre de document, aux sept cas d'éclampsie puerpérale vraie un cas d'urémie convulsive pendant la grossesse, qui a été traitée par la même méthode.

N°	NOMBRE d'attaques complètes.	NOMBRE d'heures de coma ininterrompu.	NOMBRE de jours de fièvre.	QUANTITÉ totale de sérum injecté.	QUANTITÉ maximum de sérum injecté en 24 heures.
1 guérison	13 attaques.	13 heures.	1 jour.	1.600 gr.	1.600 gr.
2 guérison	11 attaques.	45 heures.	2 jours.	3.230 gr.	3.230 gr.
3 guérison	21 attaques.	44 heures.	6 jours.	5.640 gr.	2.400 gr.
4 guérison	14 attaques.	27 heures.	5 jours.	2.140 gr.	2.140 gr.
5 mort	40 attaques.	28 heures.	2 jours.	4.800 gr.	4.800 gr.
6 guérison	27 attaques.	60 heures.	5 jours.	3.100 gr.	3.100 gr.
7 guérison	14 attaques.	50 heures.	6 jours.	3.800 gr.	3.000 gr.

État de la sécrétion urinaire.

N° 1. — Diminution à partir de la 6ᵉ attaque et pendant six heures. (12 grammes par heure.)

Augmentation de la diurèse 2 heures 1/2 après la première injection de sérum, et après que 680 grammes de sérum ont été injectés.

N° 2. — Diminution après la 11ᵉ attaque et pendant 12 heures. (8 grammes par heure.)

Augmentation de la diurèse 12 heures environ après la première injection de sérum et après que 1490 grammes de sérum ont été injectés.

N° 3. — Diminution dès les premières attaques et pendant 10 heures environ. (2 grammes par heure au maximum.)

Augmentation de la diurèse 10 heures environ après la première injection de sérum et après que 1320 grammes de sérum ont été injectés.

N° 4. — Diminution à la suite de l'accouchement.

Anurie pendant 8 heures environ.

Retour de la diurèse environ 24 heures après la première injection de sérum et après que 2140 grammes de sérum ont été injectés.

N° 5. — Suppression presque complète dès les premières attaques.

Anurie définitive après la 22ᵉ attaque.

4800 grammes de sérum injectés sans aucun résultat.

N° 6. — Diminution à la suite de l'accouchement et de deux attaques pendant 10 heures. (1 gramme par heure.)

Augmentation de la diurèse constatée 6 heures après une seule injection de sérum de 1100 grammes.

N° 7. — Diminution 2 heures après le début du travail de l'accouchement, avant toute attaque et pendant 9 heures. (5 grammes par heure.)

Anurie pendant 5 heures.

Retour de la sécrétion urinaire 8 heures environ après la première injection de sérum et après que 3000 grammes de sérum ont été injectés.

OBSERVATION I

Rédigée sur les Notes prises par Mlle V. GUICHOT, élève interne du service, et Mlle LEGRAND, Accoucheuse en chef.

———

MATERNITÉ DE PAU

18 Juin 1894.
I pare.

La nommée J. L... (n° 73 du registre), entre le 18 Juin 1894 à 11 heures du matin ; elle est examinée immédiatement par Mlle Guichot.

Le palper est très difficile, parce que cette femme se débat en accusant une extrême sensibilité de la peau.

La tête fœtale est en bas, engagée dans l'excavation, l'occiput à droite et en arrière, le front à gauche et en avant, le siège dans l'hypocondre gauche, le sommun des bruits cardiaques à droite et à trois doigts au-dessous de l'ombilic. Les bruits sont bons.

Bassins et organes génitaux normaux ; travail commencé, dilatation comme 1 ^r ; œdème sus-pubien, faciès bouffi, œdème des membres inférieurs ; cathétérisme, urines notablement albumineuses.

La malade questionnée dit avoir mal de tête depuis deux jours ; elle ajoute que depuis quelques temps ses paupières étaient très gonflées. Elle répond très lentement aux questions, son regard est hébété.

Régime lacté.

Le travail de l'accouchement se poursuit régulièrement ; à 4 heures, dilatation complète et rupture spontanée de la poche des eaux, l'occiput est sous la symphyse.

Le périnée est assez résistant et à 5 heures et demie, au moment où il semblait que le dégagement allait se faire, il se produit une première attaque d'éclampsie.

1re attaque.

Me trouvant à la Maternité, je fais immédiatement une application de forceps et j'extrais un enfant vivant du poids de 4 kilos 050 qui commençait à perdre son méconium.

L'attaque d'éclampsie se termine sur le champ ; on cesse les inhalations de chloroforme que l'on avait administré dès le début de l'attaque. T. A. 37° 5.

Délivrance sans incidents par expression ; perte de sang supérieure à la normale.

L'antisepsie a été faite méthodiquement avant, pendant et après l'accouchement, au sublimé (solution à 1/2 pour °/₀ ₀).

Déchirure périnéale de 3 centimètres environ, qui est saturée au catgut.

A 7 heures, la malade reprend entièrement connaissance ; elle est calme, mais accuse toujours un violent mal de tête et conserve son air d'hébétude.

L'arrière-faix est complet ; le placenta présente dans la région centrale de sa face utérine un aspect blanc grisâtre ; la caduque est épaissie, et sur le pourtour du placenta on voit de petites plaques jaunes de 2 à 3 centimètres de diamètre ; cotylédon isolé, voisin du bord du placenta.

Continuation du régime lacté.

A 8 heures la malade est sondée et on retire un litre d'urine.

1 litre d'urine sécrété en 9 heures soit 111 gr. par heure.

La malade dort jusqu'à 1 heure du matin ; à ce moment elle accuse encore un violent mal à la tête (19 Juin).

19 Juin.

A 2 heures 3/4, 2ᵉ attaque d'éclampsie pas très violente ; inhalations de chloroforme, 37°.

2ᵉ attaque. Coma.

A 3 heures 1/4, 3ᵉ attaque pas très violente, chloroforme.

3ᵉ attaque.

A 4 heures, 4ᵉ attaque, chloroforme.

4ᵉ attaque.

A 4 heures 1/2, 5ᵉ attaque, moins violente, chloroforme.

5ᵉ attaque.

A 5 heures, 6ᵉ attaque, chloroforme, 37°.

6ᵉ attaque.

La malade est sondée et on retire un litre d'urine sécrétée en 9 heures, soit à raison de 111 grammes par heure.

111 gr. d'urine par heure.

A 6 heures 1/2, 7ᵉ attaque, chloroforme, 37° 5.

7ᵉ attaque.

A 8 heures, 8ᵉ attaque, chloroforme, 38° 1.

8ᵉ attaque.

A 9 heures, 9ᵉ attaque, chloroforme, 37° 7.

9ᵉ attaque.

Je pratique une saignée de 230 grammes.

Saignée.

A 9 heures 1/2, 10ᵉ attaque, courte, chloroforme.

10ᵉ attaque.

11ᵉ attaque. A 10 heures 1/2, 11ᵉ attaque, très violente, chloroforme, 37° 5.

12ᵉ attaque. A 11 heures, 12ᵉ attaque, très violente, chloroforme, 38° 2.

12 gr. d'urine par heure. La malade est sondée et on retire 80 grammes d'urine sécrétée en 6 heures, soit à raison de 12 grammes par heure ; cette urine donne un caillot d'albumine volumineux et compacte.

La malade est dans le coma complet depuis la 2ᵉ attaque, c'est-à-dire depuis une durée de 8 heures 1/4 ; faciès violacé, respiration courte, pouls filiforme.

315 gr. de liquide salin. A 11 heures 1/2, inhalations d'oxygène, 30 litres ; injections sous-cutanées, en plusieurs piqûres, de 315 grammes d'eau distillée additionnée de 1 pour % de sulfate de soude.

Coma. A 1 heure 1/2, injection sous-cutanée de 165 grammes du liquide déjà employé et de 200 grammes d'eau bouillie addi-

365 gr. de liquide salin. tionnée de 8 pour %ₒ de sel de cuisine. La malade est sondée et on retire 190 grammes d'urine sécrétée en 2 heures et demie,

76 gr. d'urine par heure. soit à raison de 76 grammes par heure.

On cesse les inhalations de chloroforme.

La malade est toujours dans le coma le plus profond, la face bouffie et violacée, la respiration courte et stertoreuse ; pouls fort.

Il a été employé 350 grammes de chloroforme.

Après 13 heures de coma. La malade reprend connaissance vers 3 heures ; elle se plaint d'un violent mal à la tête ; elle prend une tasse de lait, soit 250 grammes environ.

240 gr. de liquide salin. A 4 heures 1/2, injection sous-cutanée de 240 grammes d'eau salée.

L'hyperesthésie cutanée constatée au début du travail a reparu encore plus développée ; non-seulement les piqûres sont très difficilement supportées, mais la moindre pression ou même la chute d'une goutte d'eau sur un point de la peau provoque une explosion de cris de douleur.

82 gr. d'urine par heure. A 5 heures, cathétérisme qui donne 285 grammes d'urine sécrétée en 3 heures et demie, soit à raison de 82 grammes par heure ; elles sont foncées et moins albumineuses qu'au précédent examen. T. 37° 7.

De 5 heures à 9 heures la malade prend un demi-litre de lait.

A 9 heures 1/2, injection sous-cutanée de 180 grammes d'eau salée ; miction spontanée de 285 grammes d'urine sécrétée en 4 heures 1/2, soit à raison de 64 grammes par heure.

Il a donc été injecté 1100 grammes de liquide ; les piqûres ont été faites pour la plupart dans le tissu cellulaire de la paroi abdominale antéro-latérale, quelques-unes dans la région fessière gauche. Chaque piqûre a reçu au plus 120 grammes de liquide. Cette quantité a pénétré avec la plus grande facilité, sauf dans une piqûre faite à proximité de l'espace rétro-trochantérien, où je n'ai pu faire pénétrer que 75 grammes de liquide.

Pour faire ces piqûres, je me suis servie de l'appareil de Dieulafoy.

Les poches liquides sous-cutanées ont toutes disparu en un temps très court, qui n'a pas dépassé un quart d'heure.

A 9 heures 1/2, 37°.

A minuit...... 36° 6 ; la malade dort.

20 Juin.

A 6 heures 1/2...... 36° ; miction spontanée de 650 grammes d'urine ; la malade a pris 1 litre 1/2 environ de lait dans la nuit.

A 10 heures, miction de 365 grammes d'urine moins albumineuses que les précédentes.

La malade se plaint toujours d'un violent mal à la tête ; elle est bouffie, rouge, hébétée, et répond difficilement aux questions qu'on lui pose.

A 11 heures, 13ᵉ attaque d'éclampsie violente. Injection immédiate sous-cutanées de 500 grammes d'eau salée en deux piqûres dans le tissu cellulaire de la paroi abdominale antérieure. L'une des piqûres reçoit 300 grammes, l'autre 200 grammes de liquide.

A midi, T. 38° 2. Pouls 100, fort.

A midi 1/2 la malade reprend connaissance.

A 3 heures, miction 270 grammes.

A 5 heures, miction 300 grammes.

A 7 heures, miction 200 grammes. T. 36° 7. Pouls 76.

A 9 heures, miction 300 grammes.

190 gr. d'urine par heure. La malade a pris de 8 heures du matin à 9 heures du soir 2 litres 1/2 de lait, et émis 2095 grammes d'urine.

21 Juin. 21 Juin.

La malade demeure toujours hébétée, très sensible au moindre contact et ne répond que très lentement aux questions qu'on lui pose.

Du 20, 9 heures du soir, au 21, 7 heures du matin, la malade a pris 2 litres de lait et émis 1025 grammes d'urine ; dans la journée du 21, 2 litres de lait, 1020 grammes d'urine.

T. 7 heures 1/2 du matin............... 36° 5.
Midi............................ 37° 4.
7 heures du soir.................... 37°.

22-24 Juin. Les 22, 23 et 24, la malade prend chaque jour environ 3 litres de lait et émet une quantité d'urine toujours supérieure à la normale.

Les œdèmes disparaissent rapidement, l'intelligence et la sensibilité redeviennent normales.

Cette amélioration persiste les jours suivants.

Disparition de l'albumine. L'albumine diminue, et le 30 on n'en trouve plus de trace.

Il ne reste plus aucune manifestation de la grave maladie, qui vient d'évoluer, si ce n'est que le sujet n'a conservé aucun souvenir de ce qui s'est passé non-seulement depuis la première attaque convulsive (18 Juin, 6 heures soir) jusqu'au retour de l'intelligence (23 Juin), mais encore de ce qui s'est passé chez elle la veille de son entrée à la Maternité.

Quelques souvenirs surnagent, cependant, au milieu de cette amnésie générale, qui laisse comme une coupure dans son existence : elle se rappelle avoir gravi l'escalier de la Maternité, avoir senti des « piqûres » étant encore dans la salle de travail (j'ai placé deux points au catgut pour fermer une petite déchirure périnéale), enfin avoir reçu dans la journée du 21 la visite d'une amie.

Les injections sous-cutanées n'ont donné lieu à aucune réaction et n'ont laissé aucune trace.

30 Juin.
Sortie. Sortie le 30 Juin.

OBSERVATION II

Rédigée sur les Notes prises par Mlle TURON, élève du service, et Mlle LEGRAND, Accoucheuse en Chef.

————

MATERNITÉ DE PAU

15 Juillet 1894.
N° 83 du registre.

La nommée ELISABETH MINVIELLE, III pare, envoyée par un médecin qui a jugé son état très grave, entre à la Maternité le 15 Juillet 1894, à 5 heures du soir.

Elle est dans le coma absolu. Depuis 8 heures du matin elle a eu dix attaques d'éclampsie, dont trois pendant son transport qui a duré une heure environ. Elle est dans le 7e mois de sa troisième grossesse ; œdème généralisé.

10 attaques, coma.

La température est de 38° 7. Pouls 84. On retire de la vessie 6 grammes d'urine.

La malade n'aurait pas uriné depuis 8 heures du matin ; toutefois chaque attaque d'éclampsie aurait déterminé l'émission d'une petite quantité d'urine. Quoiqu'il en soit, les 6 grammes d'urine chauffés, coagulent en masse.

De 9 heures du soir la veille, à 8 heures du matin de ce jour, c'est-à-dire en 11 heures, elle aurait émis environ 1 litre 1/2 d'urine ; sur la recommandation du médecin qui l'a vue, un litre de cette urine a été apporté. Cette urine contient une proportion considérable d'albumine.

Plus de 100 gr. d'urine par heure.

Depuis environ un mois, cette femme a présenté des périodes où elle était, disent les personnes qui l'accompagnent, bouffie et gonflée ; elle avait des étouffements pour lesquels elle a été saignée 15 jours auparavant par une sage-femme.

Les mêmes phénomènes semblent s'être produits à l'occasion des grossesses précédentes ; la première s'est terminée à 8 mois, à la suite d'une crise mal rapportée, mais qui semble bien être une attaque d'éclampsie.

Dans le milieu de sa deuxième grossesse, elle fut saignée à cause « d'étouffements ». Elle accoucha cette fois à terme et normalement d'un enfant vivant et qui vit encore.

Le 14 Juillet, cette femme se livrait encore à son travail habituel.

Le 15, à 4 heures du matin, elle s'est plainte d'un violent mal à la tête ; quelques instants après elle a accusé des troubles de la vue.

A 8 heures, 1re attaque d'éclampsie ; depuis ce moment, la malade est restée sans connaissance.

530 gr. d'eau salée.

A son entrée, le fœtus est vivant, aucun travail. Injection immédiate sous-cutanée de 530 grammes d'eau bouillie additionnée de 8 %o de sel de cuisine ; deux piqûres dans le tissu cellulaire de la paroi abdominale antérieure.

Coma.
11e attaque.

A 7 heures du soir le coma continue ; 11e attaque d'éclampsie violente, chloroforme.

Après l'attaque 38° 9.

gr. 1/2 d'urine p' heure.

Cathétérisme qui donne 17 grammes d'urine sécrétée en 2 heures ; cette urine coagule en masse par la chaleur.

Saignée.
960 gr. d'eau salée.

A 9 heures du soir le coma continue. Saignée de 300 grammes ; le sang est très noir et coule difficilement. Injection sous-cutanée de 960 grammes d'eau salée.

A 10 heures 38°. Pouls 86 ; pupilles dilatées, inégales, la gauche ne réagit pas à la lumière.

16 Juillet.
Coma.

Agitation jusqu'à 3 heures du matin ; chloroforme.

La malade est toujours sans connaissance.

A 4 heures du matin, 36° 6.

gr. d'urine par heure.

A 6 heures 3/4, cathétérisme qui donne 156 grammes d'urine sécrétée en 12 heures ; cette urine donne un caillot d'albumine considérable mais ne coagule pas en totalité.

Dans la nuit la malade a pris 1 litre 1/4 de lait ; elle est toujours sans connaissance, mais réagit vivement au moindre contact qui provoque de l'agitation et des cris.

Saignée.
1020 gr. d'eau salée.

A 8 heures, 2e saignée de 300 grammes ; injection sous-cutanée de 1020 grammes d'eau bouillie salée en trois piqûres.

A 8 heures 3/4, cathétérisme qui donne 45 grammes d'urine sécrétée en 2 heures. — 22 gr. 1/2 d'urine p'heure.

Le coma continue.

A midi, 36° 7.

A 1 heure, cathétérisme qui donne 85 grammes d'urine sécrétée en 4 heures 1/2. — 21 gr. d'urine par heure.

A 4 heures, le coma qui dure depuis 32 heures devient un peu moins profond.

Injection sous-cutanée de 720 grammes d'eau salée en deux piqûres. — 720 gr. d'eau salée.

A 8 heures, 36° 4.

De 8 heures du matin à 8 heures du soir, la malade a pris 1 litre 1/2 de lait ; elle est toujours sans connaissance et pousse des cris de douleur au moindre attouchement ; délire une partie de la journée. — Coma.

Dans la nuit du 16 au 17 elle est calme et prend 3/4 de litre de lait. — 17 Juillet.

A 5 heures du matin, miction spontanée de 500 grammes d'urine sécrétée en 16 heures et beaucoup moins albumineuse. — 31 gr. d'urine par heure.

A 8 heures, 36° 7.

A 9 heures, lavement purgatif.

Quatre selles dans la journée, l'urine n'a pu être recueillie.

La malade reprend connaissance peu à peu et à la fin de la journée elle est calme et répond bien aux questions qu'on lui pose. — Après 45 heures de coma.

De 8 heures du matin à 8 heures du soir, elle a pris 2 litres 1/2 de lait. — 18 Juillet.

A 8 heures du soir, 35° 8 ; miction spontanée de 255 grammes.

De 8 heures du soir à 8 heures du matin, 1 litre 1/2 de lait, émission de 1300 grammes d'urine ; l'albumine a beaucoup diminué. Il y a eu en outre, deux selles avec miction dont l'urine n'a pu être recueillie. — 108 gr. d'urine par heure.

A 8 heures du matin, 35° 8.

De 8 heures du matin à 8 heures du soir, 3 litres de lait, émission de 2210 grammes d'urine sécrétée en 12 heures. — 184 gr. d'urine par heure.

Le total d'urine sécrétée en 24 heures a donc été de 3510 grammes.

Une selle dans la journée, sommeil à plusieurs reprises. Les points de la paroi abdominale où ont été faites les injections sont sensibles à la pression ; on y remarque deux plaques d'emphysème sous-cutané résultant de l'introduction d'une petite quantité d'air qui a pénétré avec le liquide.

A 8 heures du soir, 36°.

19 Juillet.

170 gr. d'urine par heure.

De 8 heures du soir à 7 heures du matin, 1 litre de lait, 1870 grammes d'urine ; l'albumine a encore diminué. Dans la nuit, sommeil.

A 7 heures, 35° 9 ; céphalalgie, paroi abdominale antérieure sensible.

A midi, 36° ; douleurs à l'épigastre, vomissements bilieux ; deux selles diarrhéiques.

Au lait du soir on a ajouté quelques légumes verts et un peu de croûte de pain ; digestion pénible.

85 gr. d'urine par heure.

De 7 heures du matin à 8 heures du soir, 1 litre 1/2 de lait avec 1/2 litre eau de Vichy ; émission de 1110 grammes d'urine.

Total de l'urine sécrétée en 24 heures 2980 grammes.

A 8 heures du soir, 35°.

20 Juillet.

79 gr. d'urine par heure.

De 8 heures du soir à 8 heures du matin, 1 litre de lait et 1/4 eau de Vichy ; émission de 950 grammes d'urine.

Nuit agitée, douleurs épigastriques, quelques heures de sommeil.

A 8 heures, 35°.

A 10 heures 1/2, vomissement bilieux, selle.

Il n'y a plus de traces des piqûres et la paroi abdominale est indolore à la pression bien que les plaques d'emphysème existent encore.

Céphalalgie toute la journée.

A midi, 35° ; vomissements de lait et de bile.

A 4 heures, la malade se lève quelques instants, mais se recouche bientôt en accusant des douleurs dans les reins et à l'épigastre.

76 gr. d'urine par heure.

De 8 heures du matin à 8 heures du soir, 2 litres de lait et émission de 910 grammes d'urine.

Total de l'urine sécrétée en 24 heures, 1860 grammes. Cette urine est plus albumineuse que celle de la veille.

La malade est calme, la céphalalgie et la gastralgie ont diminué.

A 8 heures du soir, 36° 4.

La malade a dormi ; dans la nuit 1/2 litre de lait, 310 grammes d'urine encore notablement albumineuse. *21 Juillet. 35 gr. d'urine par heure.*

A 6 heures, purgatif salin.

A 7 heures, 35°.

L'examen révèle que le fœtus a succombé ; l'utérus paraît s'abaisser.

Cinq selles dans la journée.

Violent mal à la tête dans l'après-midi.

Dans la journée 1 litre 1/2 de lait avec eau de Vichy.

A 8 heures du soir, 36°.

Même état. Régime lacté. *22 Juillet.*

Céphalalgie, trois vomissements bilieux.

500 grammes d'urine.

T. le matin 35°, le soir 36°.

Nuit assez bonne, sommeil. Régime lacté. *23 Juillet.*

La céphalalgie continue toute la journée ; 550 grammes d'urine.

T. 36° 5 le matin ; le soir, 36° 2.

A 8 heures du soir, la malade entre en travail.

A 9 heures, expulsion d'un fœtus du sexe féminin mort et *Accouchement.* macéré, pesant 900 grammes ; il s'est écoulé très peu de liquide amniotique.

Le placenta expulsé immédiatement est de forme ovalaire, très mince. Dans les 2/3 de la périphérie et sur 4 centimètres de largeur, le tissu est normal ; mais au centre et sur l'autre 1/3 de sa circonférence le tissu placentaire est scléreux ou lardacé, exsangue et n'a que quelques millimètres d'épaisseur. La face utérine toute entière est blanchâtre.

L'arrière-faix pèse 210 grammes.

Soins antiseptiques habituels avant, pendant et après l'accouchement.

Nuit bonne, sommeil. Régime lacté. *24 Juillet.*

Le matin, 36° 2 ; le soir, 36° 4.

1480 grammes d'urine.

Nuit bonne, sommeil. Régime lacté. *25 Juillet.*

La céphalalgie ne reparaît plus.

1130 grammes d'urine, une selle.

T. le matin 36° ; le soir 36° 2.

26 Juillet.

L'amélioration persiste. Température toujours normale.

890 grammes d'urine beaucoup moins albumineuse.

27 Juillet.

1060 grammes d'urine.

L'amélioration continue, la céphalalgie ne reparaît pas.

28 Juillet.

Purgatif salin.

L'urine ne contient plus qu'une très faible quantité d'albumine.

29 Juillet.
Sortie.

La malade quitte la Maternité.

Il n'existe plus sur la paroi abdominale antérieure aucune trace des injections sous-cutanées qui n'ont amené aucune réaction.

Les deux plaques d'emphysème signalées plus haut avaient disparu déjà quelques jours auparavant.

5. Août.

La malade envoie de son urine qui contient encore une petite quantité d'albumine.

Son régime se compose de lait et légumes verts.

On lui prescrit le régime lacté exclusif.

OBSERVATION III

**Rédigée sur les Notes prises par Mlle Léonie BROCA,
élève interne, et Mlle LEGRAND, Accoucheuse en Chef.**

————

La nommée M. L... (n° 45 du registre), entre à midi le 7 Mars 1895.

Elle est dans le coma absolu. T. A. 38° 7.

D'après les renseignements donnés par son mari elle aurait eu, depuis 2 heures du matin, 6 attaques convulsives.

M. le Dr Dassieu, ayant été mandé auprès d'elle, lui a fait une injection de sérum artificiel de 120 grammes et jugeant son état très grave a conseillé son transfert à la Maternité.

La figure de la malade est blafarde, les lèvres et la langue sont saignantes, l'œdème est généralisé.

De midi à 3 heures il se produit 5 nouvelles attaques éclamptiques. Absence de bruits cardiaques fœtaux.

La malade n'est enceinte que de 6 mois révolus ; on constate des contractions régulières et énergiques.

A 3 heures, T. A. 39° 2 ; respiration 42. Injection, par Mlle Legrand, de 540 grammes de sérum artificiel composé de la façon suivante :

      Chlorure de sodium...... 10 grammes.
      Eau bouillie............. 1 litre.

A 3 heures 1/2, saignée de 125 grammes par M. le Dr Ferré et nouvelle injection de sérum de 660 grammes.

La malade n'a pas uriné depuis le matin et on ne retire de la vessie que 15 grammes d'urines qui se prennent en masse par la chaleur.

De 3 heures 1/2 à 4 heures 1/2 il se produit 4 attaques courtes et incomplètes.

MATERNITÉ DE PAU

7 Mars 1895.
I pare.

6 attaques.

120 gr. de sérum.

5 attaques.

Saignée de 125 gr.
1200 gr. de sérum.

15 gr. d'urine.

(2)

A 4 heures, T. A. 39° 5. Pouls petit 132. R. 42.

Accouchement. Le travail de l'accouchement marche avec rapidité et à 9 heures du soir la malade expulse un fœtus mort du sexe féminin et du poids de 1800 grammes. Délivrance artificielle par manœuvres internes et externes combinées ; irrigation intra-utérine de 2 litres de solution de permanganate de potasse à 0,50 pour °/₀₀.

La malade est toujours dans le coma le plus profond mais une miction s'est produite pendant l'expulsion et les mictions se répètent de plus en plus fréquemment.

L'arrière-faix présente une conformation bizarre représentée dans la figure ci-jointe.

A 10 heures du soir, T. A. 37° 5.

A partir de l'accouchement la malade est très agitée.

8 Mars. A minuit, T. A. 37°. Pouls 120. R. 42.

La malade n'urine plus et est extrêmement agitée.

12ᵉ attaque. A 2 heures du matin, nouvelle attaque d'éclampsie suivie de
16ᵉ attaque. quatre autres.
540 gr. de sérum. Injection de 540 grammes de sérum par Mlle Legrand.

Il se produit encore 4 attaques incomplètes ; la malade est toujours dans le coma. Cependant on réussit à lui faire avaler une assez grande quantité de lait en le versant sur la base de la langue.

A 4 heures du matin, 37° 1.

A 11 heures la malade, qui est toujours dans le coma, recommence à être agitée ; elle urine abondamment sous elle.

540 gr. de sérum. Injection de 540 grammes de sérum.

A 4 heures du soir, T. A. 36°. Pouls 126.

17ᵉ attaque. A 5 heures, nouvelle attaque d'éclampsie après un intervalle de 14 heures.

La malade est toujours dans le coma ; elle urine bien et a pris 2 litres de lait dans la journée.

1000 gr. de sérum. A 5 heures 1/2, injection de 1000 grammes de sérum.
18ᵉ attaque. A 7 heures, nouvelle attaque d'éclampsie.

A 8 heures du soir, T. A. 36° 5. Pouls 126. R. 40.

9 Mars. A minuit, T. A. 36° 2.

La malade est agitée et régurgite le lait qu'on essaye de lui faire avaler.

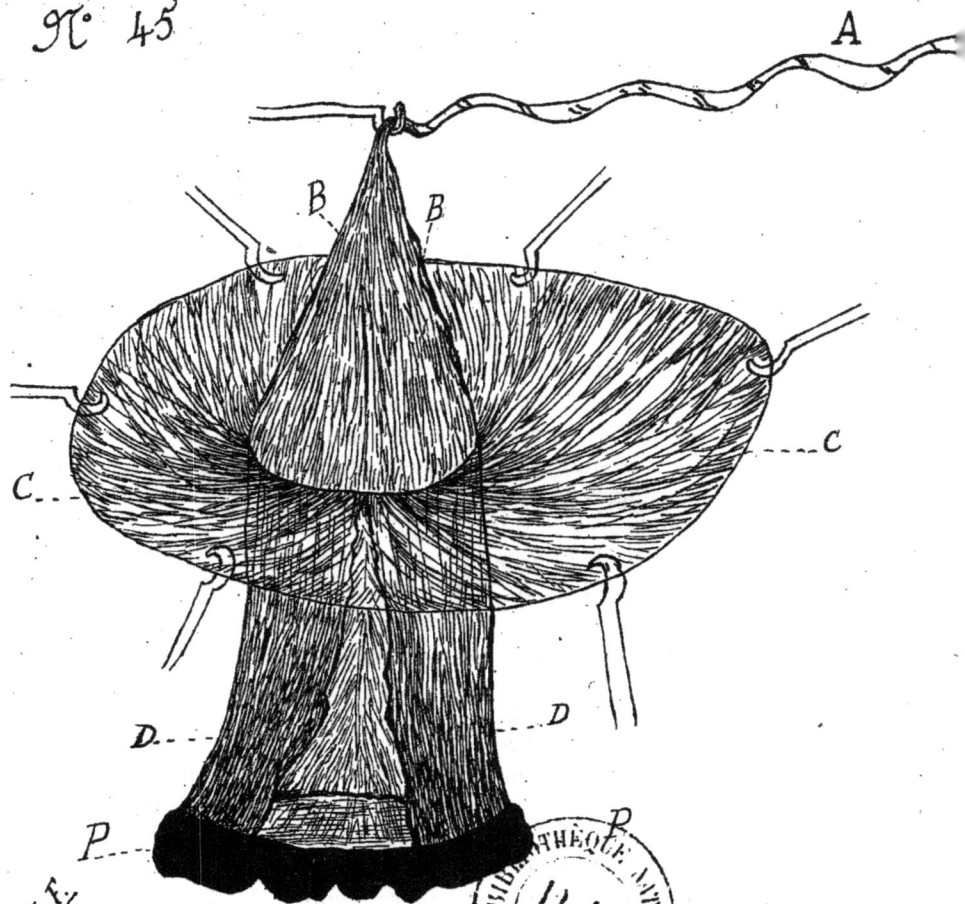

N° 45

A

B **B**

C **C**

D **D**

P **P**

A._ Cordon

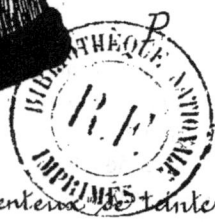

B.-B._ Entonnoir vélamenteux de teinte violacée faisant
suite au cordon et composé d'une seule membrane (amnios).

D.-D._ Cavité cylindrique faisant suite à l'entonnoir mais
à double paroi (chorion extérieur et amnios intérieur), ouverture
artificielle en avant.

P.-P._ Placenta.

C.-C._ Poche fœtale à concavité supérieure étalée et composée
de deux membranes (chorion inférieurement et amnios supérieurement).

B.-B.-D.-D._ Cavité en forme de ruche d'abeilles ayant pour
base le placenta, pour sommet le cordon, pour toit l'entonnoir
vélamenteux de ce dernier.

A 4 heures du matin, attaque incomplète.

A 8 heures du matin, T. A. 37° 5. Pouls 120. R. 30.

La malade sort du coma (après 44 heures) et répond, mais difficilement et lentement, à quelques-unes des questions qu'on lui pose. Elle a uriné abondamment pendant toute la nuit.

A midi, 19e attaque éclamptique ; il y a 17 heures que la 18e attaque complète a eu lieu.

La malade retombe dans le coma.

A 2 heures, injection de sérum de 540 gram. par Mlle Legrand. Vers 3 heures, la malade reprend connaissance et boit du lait.

A 8 heures du soir, T. A. 37° 5. P. 126.

La malade passe le début de la nuit dans l'agitation.

A minuit, 20e attaque éclamptique. T. A. 38°. P. 140. R. 35.

L'agitation devient de plus en plus grande ; la malade rit nerveusement.

Vers 4 heures du matin, 21e attaque éclamptique. T. A. 37° 8. Pouls 120.

A la suite de cette attaque la malade demeure dans le coma pendant 2 heures. Puis elle revient à elle, boit du lait et continue à uriner abondamment.

A 8 heures du matin, T. A. 37°. Pouls 120. R. 35.

A 8 heures du soir, T. A. 36° 5. Pouls 140.

Vers 11 heures du soir, la malade commence à avoir quelques frayeurs, puis des cauchemars ; elle pousse des cris, tremble, s'imagine voir le diable, l'enfer, tomber dans un précipice, cracher du sang, avoir une hémorragie.

A minuit, T. A. 37ᵈ. Pouls 140. R. 40.

Le délire devient de plus en plus violent ; la malade chante, pleure, crie alternativement. Cependant elle boit du lait et urine. On constate du ballonnement du ventre dans la région hypogastrique.

A 8 heures du matin, 36° 9. Pouls 132.

A 9 heures du matin, le ballonnement de l'abdomen est considérable, mais la région est indolore au palper et la malade ne vomit pas.

L'urine recueillie est examinée au tube d'Esbach et contient 2 grammes d'albumine par litre.

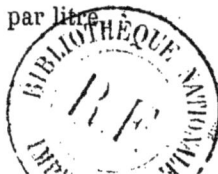

19e attaque.

540 gr. de sérum.

10 Mars.

20e attaque.

21e attaque.

11 Mars.

La malade n'a pas de selles ; on lui donne 20 grammes d'huile de ricin sans résultat.

A midi, T. A. 35° 5. Pouls 140. R. 48.

Lavement glycériné additionné de 30 grammes de sel de cuisine qui provoque un grand nombre de selles.

A 4 heures, T. A. 37° 9. Pouls 140.

La malade est prise à nouveau d'une agitation qui va croissant.

A 8 heures du soir, délire ; il faut maintenir de force la malade au lit.

T. A. 37° 5.

12 Mars. La malade passe la nuit dans le délire ; elle parle ou crie constamment.

A minuit, T. A. 38° 2. Pouls 140. R. 48.

Vers 5 heures du matin les cris de la malade redoublent ; c'est un véritable délire furieux qui met toute la maison sur pied. La malade veut se lever, pousse des cris épouvantables, est en proie à des hallucinations. Elle voit des raisins, des prunes, des pêches qu'elle veut saisir. Elle affirme qu'elle va mourir, voit le ciel, le diable, etc.

A midi, T. A. 38°.

Dans l'après-midi l'état de la malade paraît encore plus grave : aspect asphyxique, signes d'œdème généralisé des deux poumons, pouls incomptable, 60 inspirations par minute, langue rôtie, sueurs visqueuses et abondantes,

La malade reçoit les derniers sacrements.

A 8 heures, du soir T. A. 37° 9.

13 Mars. A minuit, T. A. 38° 3. Pouls plus net.

La nuit a été un peu moins agitée ; les cris, les pleurs, les rires se produisent encore, mais avec intervalles calmes ; les hallucinations disparaissent vers le matin. A 8 heures du matin, 38° 8. P. 132.

La malade a toujours la respiration haletante, l'aspect asphyxique, la langue rôtie. Bien qu'elle ait continué à boire du lait, l'urine émise a notablement diminué depuis la veille.

A 10 heures, cathétérisme et examen de l'urine, qui contient 14 grammes d'albumine par litre.

700 gr. de sérum. Injection de 700 grammes de sérum artificiel.

A midi, T. A. 38° 4. P. 132. R. 50. Sueurs abondantes.

Lavement glycériné qui produit plusieurs selles.

A 4 heures, T. A. 39°. Pouls 148.

Dans l'après-midi la malade urine beaucoup.

Elle a pris, dans la journée, 2 litres 1/2 de lait.

A 8 heures, T. A. 37° 5. Pouls 125. R. 34.

L'état de la malade s'améliore à vue d'œil.   14 Mars.

A minuit, T. A. 37°.

Nuit calme, les mictions continuent à être abondantes.

A 8 heures du matin, T. A. 38° 4. Pouls 125. R. 30.

A 11 heures, injection de 660 grammes de sérum ; la malade   660 gr. de sérum.
est très calme, dort, mais ne sent pas la piqûre. Le ventre est
toujours ballonné et la langue rôtie.

A midi, T. A. 38°. Pouls 128.

A 4 heures, T. A. 37° 4.

A 5 heures, lavement glycériné qui donne plusieurs selles.

La nuit est calme.

A 8 heures du matin, T. A. 36° 5. Pouls 120.   15 Mars.

Ventre moins ballonné, langue humide, l'aspect asphyxique a
disparu.

A 10 heures, dernière injection de 340 grammes de sérum   340 gr. de sérum.
artificiel ; la malade a senti la piqûre et revient tout à fait à elle.

Les mictions deviennent volontaires et sont très abondantes.

A 4 heures du soir, T. A. 38° 2.

A 8 heures du soir, T. A. 36° 5.

La malade a dormi et son état s'améliore rapidement ; ventre   16 Mars.
plat.

Températures normales.

L'amélioration continue.   17 Mars.

L'urine ne contient plus que 0,50 d'albumine par litre ; la   18 Mars.
malade dort beaucoup et est très abattue.

Le 25 Mars la malade se lève et reprend des forces.

Le 27 Mars, incision d'un petit abcès qui s'est produit au siège
d'une des piqûres de la paroi abdominale.

Le 31 Mars il n'y a plus d'albumine dans l'urine et la malade
quitte l'établissement.

OBSERVATION IV

Rédigée sur les Notes prises par Mlle DURRÉCHOU, élève interne, et Mlle LEGRAND, Accoucheuse en Chef.

MATERNITÉ DE PAU

13 Mars 1895.

I pare.

L. G...., âgée de 21 ans, entre le 13 Mars 1895 à 1 heure de l'après-midi (n° 48 du registre).

Elle est enceinte de 7 mois environ.

Elle a perdu les eaux depuis deux jours ; elle a quelques douleurs et il s'écoule, des organes génitaux, un liquide verdâtre. Enfant vivant, col effacé.

La malade accuse un violent mal de tête qui, dit-elle, dure depuis un mois ; elle a eu dans ces derniers jours des syncopes, des vomissements, et la vue troublée.

Paupières très œdématiées, œdème léger des membres inférieurs.

Quantité d'urine normale au dire de la malade ; 20 grammes d'albumine par litre dans l'urine existant dans la vessie au moment de l'entrée.

Accouchement.

Le travail marche régulièrement et à 5 heures a lieu l'expulsion d'un fœtus vivant du sexe féminin et d'un poids de 1800 grammes.

Délivrance normale. Poids de l'arrière-faix 450 grammes.

La moitié des cotylédons placentaires est réduite en une bouillie brune qui paraît témoigner d'une hémorragie placentaire remontant à plusieurs jours ; sur l'autre moitié du placenta 3 cotylédons seulement sont sains, les autres étant infiltrés par une hémorragie récente.

Soins antiseptiques habituels, avant, pendant et après l'accouchement ; irrigation intra-utérine au permanganate de potasse. Régime lacté depuis l'entrée.

1re attaque.

A 5 heures 1/2 la malade dit tout à coup qu'elle ne voit plus rien et aussitôt se produit une première attaque éclamptique.

Injection immédiate de sérum artificiel (eau bouillie avec

1 pour %₀ de chlorure de sodium) de 600 grammes.

Après l'attaque, la malade reprend entièrement connaissance et boit du lait. T. A. 36° 2.

A 6 heures 1/2, 2ᵉ attaque ; la malade reprend encore connaissance après une demi-heure environ de coma.

La malade n'a pas d'attaques dans la nuit et boit 2 litres 1/2 de lait.

A 7 heures 1/2 du matin, 3ᵉ attaque ; coma prolongé.

Cependant la malade reprend connaissance quelques minutes ; mais survient une nouvelle attaque à 8 heures 1/2 après laquelle la malade demeure dans un coma profond. Petite miction pendant l'attaque.

A 9 heures 1/2, 5ᵉ attaque.

A 10 heures 1/2, 6ᵉ attaque.

La malade n'urine pas.

Injection de 1000 grammes de sérum artificiel en une seule piqûre.

A midi, 7ᵉ attaque. T. A. 38° 2. Pouls incomptable.

A 1 heure, 8ᵉ attaque.

A 1 heure 1/4, 9ᵉ attaque.

A 2 heures, 10ᵉ attaque.

A 2 heures 1/2, 11° attaque.

A 3 heures 1/2, 12ᵉ attaque.

La malade n'urine pas et la vessie est vide.

A 4 heures, T. A. 38° 5. Saignée qui ne donne que 60 grammes de sang.

Injection de 540 grammes de sérum artificiel.

Pendant l'injection, 13ᵉ et 14ᵉ attaques très violentes.

Les attaques cessent et la malade demeure dans un coma profond.

A 8 heures du soir, T. A. 39° 7. Miction.

Dans la nuit, la malade urine plusieurs fois sous elle ; on réussit à lui faire boire du lait.

De temps en temps la malade s'agite et pousse des cris.

A minuit, 38°.

A 3 h. du matin, 37° 5.

Vers midi, la malade reprend connaissance (après 27 heures de coma consécutif) mais elle est très sensible et pousse des cris au moindre contact.

(Notes marginales :)
600 gr. de sérum.

2ᵉ attaque.

14 Mars.
3ᵉ attaque.

4ᵉ attaque.

5ᵉ attaque.

6ᵉ attaque.

1000 gr. de sérum.

7ᵉ attaque.
8ᵉ attaque.
9ᵉ attaque.
10ᵉ attaque.
11ᵉ attaque.
12ᵉ attaque.

Saignée de 60 gr.

540 gr. de sérum.
14ᵉ attaque.

15 Mars.

Elle boit du lait et urine abondamment.

16 Mars. 8 heures du matin, T. A. 36° 2.

L'urine peut être recueillie, elle contient 14 grammes d'albumine par litre. Plusieurs selles.

Grande agitation dans l'après-midi ; la malade se plaint d'un violent mal de tête.

A 2 heures, T. A. 38°.

A 4 heures, T. A. 38° 6.

A 11 heures du soir, 39°6.

Urines abondantes.

17 Mars. A 7 heures du matin, T. A. 37° 9.

A 11 heures, T. A. 38° 6.

A 2 heures, T. A. 38° 6.

A 8 heures du soir, 38° 3.

La malade est tranquille et son état s'améliore visiblement ; le mal de tête a disparu.

Il se forme dans l'épaisseur de la paroi abdominale 3 indurations aux points où ont été faites les piqûres pour injection de sérum.

L'une de ces indurations a le volume du poing.

18 Mars. 7 heures du matin, T. A. 38° 2.

Midi, T. A. 37° 4.

8 heures du soir, T. A. 38° 6.

Urines abondantes ; 10 grammes d'albumine par litre.

Les indurations de la paroi abdominale deviennent plus volumineuses. Régime lacté.

19 Mars. 7 heures du matin, T. A. 36°.

11 heures du matin, T. A. 37° 4.

8 heures du soir, T. A. 38° 3.

Amélioration générale ; les indurations de la paroi abdominale diminuent. On y sent, au palper, de la crépitation ; il est évident que de l'air a été injecté dans le tissu cellulaire.

20 Mars. A partir de cette date, les températures deviennent normales ; l'albumine diminue, tout en persistant encore en petite quantité pendant plusieurs semaines.

Les foyers d'induration ont disparu lentement sans aucune suppuration.

L'enfant a succombé le 3ᵉ jour.

OBSERVATION V

Rédigée sur les notes prises par Mlle GUIBÉLEYET,
élève interne, et Mlle LEGRAND, Accoucheuse en Chef.

———

MATERNITÉ DE PAU

I pare.

N° 44 du registre.

T. P., âgée de 17 ans, est venue consulter à la Maternité dans les derniers jours d'Avril 1896, pour connaître le terme de sa grossesse.

A cette occasion ses urines sont examinées ; elles ne contiennent pas d'albumine.

On constate que la grossesse sera à terme le 18 Mars et que tout est normal.

T. entre le 9 Mars, à 11 heures du matin, après un voyage assez long, fait partie en voiture partie en chemin de fer ; ses membres inférieurs sont très œdématiés et son regard est hébété.

9 Mars.

L'œdème aurait apparu il y a 8 jours accompagné de bouffissure de la face et de maux de tète.

Il y aurait eu aussi quelques troubles de la vue ; la malade dit notamment qu'à son arrivée en gare de Pau elle est demeurée quelques instants sans rien voir.

Dans l'après-midi, violent mal de tète qui oblige T. à se coucher.

A 6 heures du soir, 1re attaque d'éclampsie constatée.

1re attaque.

Quelques instants après, 2e attaque ; 2 vomissements.

2e attaque.

A 7 heures du soir, injection de 1000 grammes de sérum artificiel (eau bouillie 1 litre, chlorure de sodium 10 grammes) dans le tissu cellulaire de la paroi abdominale.

1000 gr. de sérum.

On recueille 105 grammes d'urine ; celle-ci chauffée se prend entièrement en une gelée de couleur gris sale. La malade a repris connaissance et cause facilement ; elle se plaint de la tête.

3ᵉ attaque.	A 8 heures du soir, 3ᵉ attaque, pas très violente ; la malade tombe dans le coma.
	On a remarqué que le liquide injecté sous la peau a été absorbé moins rapidement que d'ordinaire.
4ᵉ attaque.	A 9 heures, 4ᵉ attaque, assez violente. T. A. 36° 3.
5ᵉ attaque.	A 10 heures, 5ᵉ attaque, plus forte, face violacée, agitation ; contractions utérines qui provoquent cette agitation.
6ᵉ attaque.	A 10 heures 1/2, 6ᵉ attaque, moins violente que la précédente.
500 gr. de sérum.	A 11 heures du soir, injection de 500 grammes de sérum artificiel. Agitation, cris.
7ᵉ attaque.	A 11 heures 1/4, 7ᵉ attaque ; coma profond.
8ᵉ attaque.	A 11 heures 1/2, attaques subintrantes pendant 6 minutes.
10 Mars. 9ᵉ attaque.	A minuit, 9ᵉ attaque.
10ᵉ attaque.	A minuit 1/4, attaques subintrantes pendant 4 minutes.
	T. A. 38° 4. Pouls 115. R. 46.
	A 1 heure du matin, accès d'agitation avec délire bruyant
11ᵉ attaque.	pendant 10 minutes ; 11ᵉ attaque violente.
12ᵉ attaque.	A 1 heure 1/4, 12ᵉ attaque très forte.
13ᵉ attaque.	A 1 heure 1/2, 13ᵉ attaque très forte.
14ᵉ attaque.	A 1 heure 3/4, 14ᵉ attaque.
15ᵉ attaque.	A 2 heures, 15ᵉ attaque.
16ᵉ attaque.	A 2 heures 1/4, 16ᵉ attaque.
	Cathétérisme qui ne produit que quelques gouttes d'urines. Sueurs.
	Les contractions utérines sont régulières et coïncident avec les attaques éclamptiques ; dilatation de 5 ¹.
Saignée de 500 gr.	A 2 heures 1/2, saignée de 500 grammes ; sang très noir.
17ᵉ attaque.	17ᵉ attaque.
800 gr. de sérum.	A 3 heures, injection de 800 grammes de sérum artificiel.
18ᵉ attaque.	18ᵉ attaque moins forte que les précédentes.
19ᵉ attaque.	A 3 heures 1/4, 19ᵉ attaque courte.
20ᵉ attaque.	A 3 heures 3/4, 20ᵉ attaque ; les bruits du cœur fœtal ont disparu.
	A 4 heures, Pouls 100. Sueurs.
21ᵉ attaque.	A 4 heures 1/4, 21ᵉ attaque moins forte que les précédentes.
Accouchement.	A 4 heures 1/2, la mort du fœtus ayant été constatée de nouveau, celui-ci est extrait à l'aide du forceps et après perforation du crâne, la dilatation n'étant pas tout à fait complète.

Pendant les manœuvres, 22ᵉ attaque.

22ᵉ attaque.

Fœtus du sexe masculin pesant 4 kilos. 100.

Délivrance complète pesant 500 grammes ; le tissu placentaire est blanchâtre à sa surface et dans sa profondeur.

Au moment de l'extraction du fœtus, quelques gouttes de liquide ont apparu au méat urinaire après quoi on constate la vaccuité de la vessie.

A 5 heures, 23ᵉ attaque ; T. A. 38° 6. Pouls 140. Sueurs.

23ᵉ attaque.

A 5 heures 1/2, 24ᵉ attaque ; injection de 500 grammes de sérum artificiel.

24ᵉ attaque.
500 gr. de sérum.

A 7 heures, T. A. 38° 7. La malade est toujours dans le coma le plus profond.

A 7 heures 3/4, 25ᵉ attaque. Vessie toujours vide.

25ᵉ attaque.

A 8 heures, 26ᵉ attaque.

26ᵉ attaque.

A 8 heures 20, 27ᵉ attaque. T. A. 39° 2. Sueurs abondantes.

27ᵉ attaque.

A 8 heures 3/4, 28ᵉ attaque.

28ᵉ attaque.

A 9 heures, 29ᵉ attaque. T. A. 39° 6.

29ᵉ attaque.

A 9 heures 35, 30ᵉ attaque. T. A. 39° 8.

30ᵉ attaque.

A 9 heures 55, 31ᵉ attaque.

31ᵉ attaque.

A 10 heures 20, 32ᵉ attaque. T. A. 40° 3.

32ᵉ attaque.

A 11 heures, 33ᵉ attaque. T. A. 40° 3. Sueurs profuses.

33ᵉ attaque.

A 11 heures 1/2, saignée de 750 grammes.

Saignée de 750 gr.

Pouls faible, injection hypodermiques d'éther et de caféine.

Injection de 1000 grammes de sérum artificiel.

1000 gr. de sérum.

Cathétérisme qui donne 80 grammes d'un liquide noirâtre vu de face et rougeâtre vu par transparence, se prenant entièrement en gelée par la chaleur. Ce liquide examiné au microscope montre d'abondants globules sanguins et d'innombrables tubes d'épithélium rénal les uns lisses, les autres d'aspect granuleux.

Le liquide vésical abandonné au repos laisse déposer un précipité grisâtre qui se compose surtout de tubes d'épithélium rénal pressés les uns contre les autres.

A midi, 34ᵉ attaque. Pouls très petit ; injections d'éther et de caféine et de 500 grammes de sérum artificiel.

34ᵉ attaque.
500 gr. de sérum.

A 1 heure 1/2 du soir, 39°7. Pouls imperceptible.

A 2 heures 1/2, 35ᵉ attaque ; la malade s'affaiblit.

35ᵉ attaque.

A 3 heures, T. A. 39° 7. R. 56. Pouls 150 à 18° presque incomptable ; pupilles très dilatées ; sueurs abondantes.

Injection d'éther et de caféine et de 500 grammes de sérum artificiel.

A 3 heures 1/2, cathétérisme qui fournit 35 grammes de liquide semblable au précédent et contenant les même éléments ; 36ᵉ attaque.

A 3 heures 3/4, 37ᵉ attaque.

A 4 heures, 38ᵉ attaque.

A 4 heures 1/4, 39ᵉ attaque.

A 5 heures, T. A. 39° 5. Sueur abondante et continue.
Piqûre de caféine.

De 4 heures 1/4 à 7 heures, pas d'attaques, mais à plusieurs reprises, prodromes caractéristiques non suivis de convulsions.

A 7 heures du soir, 40ᵉ attaque.

T. A. 39° 8 ; respiration 46. Pouls 110 filiforme.
Piqûre de caféine.

A 8 heures du soir, T. A. 40° 3.

A 9 heures du soir, cathétérisme qui donne 45 grammes de liquide identique au précédent et contenant les mêmes éléments.

A 9 heures 1/2, T. A. 40° 7.

Pupilles petites ; R. 40. Pouls incomptable, extrémités violacées, sueurs visqueuses.

A minuit 1/2, Mort. T. A. après la mort, 40° 9.

AUTOPSIE

Aucun liquide dans l'épaisseur de la paroi abdominale.

Dans la vessie, quelques gouttes du liquide noirâtre déjà étudié.

Utérus, annexes, péritoine normaux.

Foie du poids de 1 kilog. 450, d'aspect jaune rosé sur sa face convexe ; bleuâtre à sa face inférieure ; à la coupe, tout le tissu est induré et de couleur jaune ocre foncé uniforme.

Rein droit : très congestionné, violacé, dur à la coupe ; hauteur 12 centimètres, largeur 6 centimètres, poids 135 grammes.

Rein gauche : blanchâtre, exsangue et dur ; hauteur 11 centimètres, largeur 6 centimètres, poids 120 grammes.

OBSERVATION VI

Je vois Mme D... à Gan, près Pau, le 26 Mai 1896 à 10 heures du matin.

Elle est primipare et âgée de 32 ans ; elle a accouché vers minuit d'un enfant vivant, après 2 attaques d'éclampsie. Depuis, il s'en est produit 15 autres.

Accouchement.

17 attaques.

La malade est dans le coma absolu depuis la seconde attaque ; la face est très congestionnée, le pouls petit à 128. T. A. 38°.

La 17ᵉ attaque s'est produite quelques instants avant mon arrivée ; la vessie contient environ 10 grammes d'urines qui se prennent en masse par la chaleur. Il n'y a pas de miction depuis l'accouchement.

La malade est assistée de Mlle Pourrère, sage-femme.

La grossesse a été troublée, surtout vers la fin, par des maux de tête, de l'inappétence, des nausées, des vomissements.

La sage-femme ayant constaté que les membres inférieurs étaient infiltrés, examina l'urine dans le cours du 8ᵉ mois et y constata la présence de l'albumine. Elle prescrivit le régime lacté, mais celui-ci ne fut que partiellement observé, la malade prenant deux litres de lait par jour et aussi d'autres aliments.

Je pratique immédiatement une saignée de 600 grammes et j'injecte dans le tissu cellulaire de la paroi abdominale antérieure 1100 grammes de sérum artificiel composé de :

Saignée de 600 gr.

1100 gr. de sérum.

Eau bouillie............. 1 litre.
Chlorure de sodium........ 8 grammes.
Sulfate de soude.......... 2 grammes.

Pendant ces opérations, plusieurs attaques incomplètes se produisent.

Midi, T. A. 38° 4.

A 4 heures, T. A. 38° 7. Pouls 144.

Il s'est produit quelques attaques, mais toujours incomplètes et courtes ; je retire de la vessie environ 150 grammes d'urines.

La malade étant toujours dans le coma le plus profond, je pratique une nouvelle injection de 1400 grammes de sérum artificiel.

Dans la soirée la malade urine abondamment.

Vers 10 heures du soir, les attaques éclamptiques reparaissent, la sécrétion urinaire paraît diminuer notablement, toutefois sans se tarir.

Les attaques, qui étaient tout d'abord rapprochées, vont en s'espaçant de plus en plus et cessent complètement à 4 heures du matin le 27. Coma profond.

A 6 heures du matin, je trouve la malade en assez bon état malgré les 10 attaques éclamptiques qu'elle a eues dans la nuit ; le pouls est à 108, petit mais net. T. A. 39° 6 ; faciès pâle.

Je fais une 3e injection de sérum artificiel de 600 grammes.

A 11 heures, T. A. 39° 3 ; l'urine redevient abondante.

On réussit dans la journée à faire avaler une assez grande quantité de lait à la malade ; sueurs abondantes.

A 10 heures du soir, T. A. 39° 6.

Dans la nuit il se produit 4 selles et la malade urine abondamment sous elle, car elle est toujours dans le coma.

A 1 heure du matin, 37° 6.

A 5 heures 1/2, 37° 3.

La malade continue à boire du lait et à uriner beaucoup ; à midi elle sort de son coma (après 60 heures) et reconnaît vaguement ce qui se passe autour d'elle ; elle se plaint de mal de tête ; son regard demeure fixe et hébété.

A 1 heure, T. A. 37° 2.

A 7 heures du soir, 37° 6.

7 heures du matin, 36° 6.

10 heures, 38° 5.

La malade est dans le même état que la veille ; elle boit du lait et urine abondamment. Mais les lochies ont un peu d'odeur et le ventre est légèrement ballonné ; cependant ce ballonnement est indolore.

Dans la soirée je pratique une irrigation intra-utérine phéni-

Marginal notes:

1400 gr. de sérum.

10 attaques.

27 Mai.

600 gr. de sérum.

28 Mai.

29 Mai.

quée, n'ayant pas d'autre antiseptique, sauf du sublimé, sous la main.

A 5 heures du soir, 38°.

A 10 heures 1/2 du soir, 37° 6. Pouls 120.

3 heures du matin, T. A. 37° 4.   30 Mai.

La malade est très agitée ; elle délire.

Le ventre est plus ballonné et indolore ; il est plus difficile de faire boire le lait en quantité suffisante.

Les mictions deviennent plus rares.

Les lochies ont toujours un peu d'odeur.

A 9 heures, T. A. 37° 3. Pouls 112 petit.

Injection sous-cutanée de 400 grammes de sérum artificiel.   400 gr. de sérum.

Irrigation intra-utérine iodée de 4 litres.

A 4 heures du soir, 38° 2.

A 9 heures du soir, 37° 3.

Mictions abondantes. Insomnie.

6 heures du matin, 37° 4.   31 Mai.

8 heures 1/2, irrigation intra-utérine iodée de 3 litres.

Toute la journée agitation continue avec délire ; quelques intervalles lucides. Insomnie.

La malade boit du lait et urine abondamment.

Délire violent toute la nuit.   1er Juin.

4 heures du matin, 38°.

Le délire continue toute la journée, mais le ventre n'est plus ballonné ; la malade boit du lait et urine.

7 heures du soir, 38° 2.

A 8 heures du soir, le délire cesse.

La malade a dormi une grande partie de la nuit et elle reconnaît de nouveau son entourage.   2 Juin.

A 9 heures du matin, 37° 4.

A 7 heures du soir, 37° 8.

A partir de ce moment, la malade se reconnaît entièrement et les températures deviennent normales. Le régime lacté est maintenu, car l'albumine persiste dans l'urine ; ce n'est que dans les derniers jours de Juin que celle-ci disparaît complètement.

OBSERVATION VII

Je vois Mme M. de Nay, près Pau, le 14 Juin 1896 à 8 heures 1/2 du matin, appelé par le Docteur Buzy-Cazeaux.

Mme M. est dans le coma absolu ; elle est couchée sur le côté droit, la tête légèrement renversée en arrière, les bras raidis, les membres inférieurs infiltrés, entièrement fléchis et ramenés sur l'abdomen.

Faciès blême ; pupilles très dilatées ; pouls 132 très petit. T. A. 38° 4.

La malade est primipare, âgée de 21 ans ; sa grossesse a été pénible et marquée par des vomissements, des maux de tête, de l'inappétence surtout vers la fin.

Le 13 Juin, étant à terme, le travail a commencé vers 11 heures du soir. La malade est assistée de Mlle Milou, sage-femme très expérimentée.

A minuit plusieurs vomissements.

Les douleurs se succèdent à de courts intervalles ; mal de tête léger.

1r° attaque. A 4 heures du matin, alors que la dilatation est comme 1 f, survient la première attaque d'éclampsie qui est violente ; la perte de connaissance est complète et la malade tombe dès ce moment dans le coma.

2° attaque. A 4 heures 3/4, 2° attaque forte.

3° attaque. A 5 heures, 3° attaque très forte.

Accouchement. A 5 heures 1/2, expulsion d'un fœtus vivant du poids de 2200 grammes.

La malade a poussé quelques gémissements au moment de l'expulsion mais n'est pas sortie du coma.

7° attaque. A 6 heures 1/4, expulsion spontanée du délivre et 4° attaque éclamptique forte, suivie de trois autres attaques à très peu d'intervalle les unes des autres.

Le 14 Juin à 9 heures du matin, je pratique une saignée de 500 grammes et immédiatement après, dans le tissu cellulaire de la paroi abdominale antérieure, une injection de sérum artificiel de 1400 grammes en deux piqûres.

Ce sérum est ainsi composé :

Saignée de 500 gr.

1400 gr. de sérum.

Chlorure de sodium........	6 grammes.
Sulfate de soude..........	4 grammes.
Eau bouillie	1 litre.

Pendant l'injection, qui dure environ 20 minutes, se produisent les 8e et 9e attaques d'éclampsie.

A 10 heures, la malade, qui n'a pas uriné depuis 1 heure du matin, est sondée ; on obtient 45 grammes d'urines très albumineuses et noirâtres.

A 11 heures, 10e attaque courte.

A 1 heure de l'après-midi se produisent deux nouvelles attaques (11e et 12e) très violentes et subintrantes ; l'état de la malade est tel que l'entourage la croit morte et qu'un exprès nous est envoyé dans la maison voisine où nous étions à dîner.

Nous revenons aussitôt.

La malade a la face cireuse, tous les muscles en état de flaccidité, la bouche entr'ouverte ainsi que les yeux dont le globe est immobile, la cornée terne, les pupilles énormes.

Le pouls, difficile à trouver, bat cependant encore. Je pratique immédiatement la respiration artificielle ; le pouls ne tarde pas à devenir plus perceptible et quelques inspirations spontanées à reparaître.

Je fais continuer la respiration artificielle et je pratique immédiatement une nouvelle injection sous-cutanée de 1600 grammes de sérum en 2 piqûres.

La respiration artificielle a été continuée pendant environ une 1/2 heure, après quoi la respiration naturelle a donné 52 inspirations par minute ; il est 2 heures 1/2.

Pendant la durée de l'injection il s'est produit plusieurs attaques éclamptiques incomplètes caractérisées par les phénomènes suivants : la tête tourne à droite, le regard devient fixe, les pouces sont fléchis dans la paume des mains et les quatre doigts par dessus le pouce ; enfin quelques secousses de courte durée agi-

9e attaque.

10e attaque.

12e attaque.

1600 gr. de sérum.

tent les membres supérieurs et la respiration est haletante.

Entre chacune de ces attaques la face demeure violacée et la malade râle continuellement ; elle est couverte d'une sueur profuse.

Ces attaques se répètent tous les 1/4 d'heure.

A 3 heures, respirations 42, pouls 138 fort, T. A. 39°.

Depuis 10 heures, la malade n'a pas émis d'urines et la vessie est vide.

A 5 heures 1/2 l'urine reparaît et la malade émet un peu d'urine sous elle. Le râle cesse.

Cependant jusqu'à 1 heure du matin la malade n'a que deux autres mictions et seulement d'une très petite quantité d'urine chaque fois. Coma toujours profond.

15 Juin.
14ᵉ attaque.

A 1 heure du matin, deux nouvelles attaques (13ᵉ et 14ᵉ) se produisent sans intervalle ; elles sont très violentes et très longues.

Immédiatement après miction abondante, T. A. 39°.

De 2 heures à 8 heures plusieurs mictions se produisent ; on réussit à faire avaler quelques cuillerées de lait.

La malade continue à suer abondamment et il se produit encore plusieurs attaques incomplètes.

8 heures 1/2, face très livide. Respiration 40. Pouls 130. T. A. 39°.

800 gr. de sérum.

A 10 heures, injection de 800 grammes de sérum.

Il se produit encore quelques attaques incomplètes mais de plus en plus éloignées les unes des autres.

Elles cessent complètement vers 5 heures du soir.

On fait absorber à la malade, qui est toujours sans connaissance, du lait en le versant sur la base de la langue à l'aide d'un récipient à long goulot.

A 7 heures, face congestionnée, ventre très ballonné mais indolore même à la palpation profonde. Pouls 130, T. A. 40° 2.

Lavement qui donne une bonne selle.

A 9 heures, T. 39° 1. Pouls 100 ferme.

De 9 heures à minuit, mictions fréquentes et abondantes ; lait absorbé, 2 litres.

16 Juin.

De minuit à 5 heures, sueurs abondantes.

La malade est calme.

A 5 heures, T. A. 38° 1 ; ventre moins ballonné.

6 heures, la malade commence à sortir du coma, après 50 heures ; elle boit presque volontairement et facilement.

A 8 heures on retire 500 grammes d'urine à l'aide de la sonde.

Cette urine contient beaucoup d'albumine et donne, par l'ébulition, un coagulum volumineux et compacte.

9 heures, pouls 108 ferme, respiration calme, T. A. 37° 2. La malade est toujours assoupie mais répond de temps en temps à l'appel. Le ventre est encore ballonné dans toute son étendue.

Midi, délire agité ; la malade remue constamment dans son lit, se découvre à tout instant, jette ses jambes de côté comme pour descendre du lit.

A 4 heures, 39° ; 500 grammes d'urine.

Toute la nuit se passe dans le même état.

7 heures. Le calme revient et la malade reprend connaissance. L'urine est abondante et moins albumineuse. La montée du lait se produit. 17 Juin.

Quelques quintes de toux vers le soir, avec une certaine gêne de la respiration.

A minuit, T. A. 40°.

7 heures du matin, T. A. 38°. La malade répond bien aux questions. 18 Juin.

7 heures du soir, T. A. 39°. Pouls 130.

L'urine continue à être sécrétée avec abondance.

Nuit agitée ; la malade vomit plusieurs fois le lait.

7 heures 1/2, T. A. 39°. 19 Juin.

La malade est très assoupie, mais urine bien, et boit du lait. Les températures deviennent normales.

Il s'est produit, dans la nuit, trois syncopes de peu de durée, ainsi que des sueurs abondantes. 20 Juin.

A 8 heures, 38°.

A partir de ce moment les températures sont devenues entièrement normales, le ventre plat, le sommeil bon.

L'albumine a diminué rapidement mais n'a disparu entièrement qu'après trois semaines.

La convalescence a été, en outre, troublée par une pleurésie légère, apyrétique.

La malade n'a conservé aucun souvenir, non seulement des faits qui ont précédé immédiatement sa maladie, mais encore de ce qui s'est passé autour d'elle dans les huit jours précédents.

Dans six de ces observations le traitement de l'éclampsie par la saignée et les injections salines abondantes a donné de bons résultats.

La diurèse a été rétablie, puis portée à un taux supérieur à la normale.

Les injections salines ont paru aussi exciter la sécrétion sudorale.

L'efficacité des injections contre l'intoxication gravidique est particulièrement démontrée par l'observation III où des symptômes graves persistaient après la cessation des attaques, le rétablissement de la diurèse et un certain retour de la connaissance. De nouvelles injections ont changé la face des choses avec une merveilleuse rapidité.

Reste à discuter l'observation V où les injections salines n'ont donné aucun résultat.

Il faut remarquer que ni les saignées, ni l'évacuation de l'utérus, n'ont amené non plus aucune amélioration, même passagère.

Les reins étaient altérés et littéralement fermés.

Dans ces conditions le chloroforme ou le chloral auraient-ils amené l'arrêt des attaques et permis aux reins de récupérer leurs fonctions ?

OBSERVATION VIII

ALTÉRATION PROFONDE DES DEUX REINS — URÉMIE
ACCÈS CONVULSIFS — HÉMATÉMÈSE — MORT
CHEZ UNE FEMME EN ÉTAT DE PUERPÉRALITÉ

Rédigée sur les Notes prises par Mlle LESCOULIÉ, éléve
interne, et Mlle LEGRAND, Accoucheuse en Chef.

———

R. F..., âgée de 40 ans, est portée à la Maternité le 17 Décembre
1894 à 1 heure de l'après-midi. Elle est dans un état tel que la
concierge la croyant morte, refuse l'entrée et prévient l'Accoucheuse en chef qu'on veut déposer un cadavre dans la maison.

Mlle Legrand l'examine sur le brancard et constatant qu'elle
respire encore, la reçoit. La malade est dans le 8me mois de sa
grossesse ; face blême, membres inférieurs œdématiés, coma
absolu depuis la veille à 10 heures du soir.

Cathétérisme immédiat qui fournit 100 gr. d'urines très foncées
contenant 16 gr. d'albumine par litre. D'après les renseignements donnés, la malade aurait d'anciennes habitudes alcooli-
ques ; durant sa grossesse elle a souffert de maux de tête et de
maux d'estomac qui la mettaient hors d'état de travailler.

Le 16 Décembre elle se plaint de douleurs de tête plus violents
et d'obscurcissements de la vue. Elle se couche et à 6 heures
du soir survient une 1re attaque convulsive ; à 6 h. 1/2, 2e attaque
très violente, puis dix autres espacées de 1/2 heure en 1/2 heure.

Après l'examen des urines, injection de sérum artificiel de
600 grammes.

A 2 heures, saignée qui fournit 200 gr. de sang poisseux
coulant difficilement.

Immédiatement après, injection de 400 gr. de sérum artificiel.
T. A. 36° 3. Pouls 120. R. 48. Pupilles petites et immobiles.

A 4 heures, miction assez abondante dans le lit.

MATERNITÉ DE PA

17 Décembre 1894.
VI pare.

N° 144 du registre.

16 Décembre.

17 Décembre.
600 gr. de sérum.
Saignée de 200 gr.

400 gr. de sérum.

(*)

A 8 heures du soir on réussit à faire avaler à la malade 1/2 litre de lait ; cris, agitation, T. A. 36° 3. P. 90 fort, R. 48 ; pupilles petites et immobiles.

Contractions utérines, dilatation comme 1 ʳ.

A l'auscultation aucun bruit fœtal.

Coma entre-coupé de cris toute la nuit.

18 Décembre. A 2 heures du matin (après 28 heures), le coma devient moins profond ; mictions abondantes.

La malade boit facilement le lait.

A 6 heures du matin, retour de la connaissance ; les pupilles réagissent à la lumière, mais la malade pousse des cris au moindre contact.

A 8 heures du matin, T. A. 36° 4. P. 85. R. 30.

Le travail continue.

Agitation et plaintes continuelles.

A 7 heures du soir, 37° 5. P. 80. R. 36, irrégulière et saccadée.

19 Décembre.
Accouchement. La malade a refusé le lait depuis 7 heures du soir la veille. A 1 heure du matin, expulsion d'un fœtus mort et macéré du poids de 2440 gr. ; délivrance normale pesant 315 gr. La surface des 3/4 du placenta est grisâtre ; sur cette partie de l'organe les cotylédons ont disparu et sont remplacés par des plaques d'un tissu jaune lardacé ayant chacune un demi centimètre d'épaisseur à leurs bords et réduites, au centre, à la minceur d'une feuille de papier. Le dernier 1/4 se compose de 3 cotylédons normaux. Cordon inséré marginalement.

Après l'accouchement ; T. A. 36° 6.

A 5 heures du matin, la malade prend 1/2 litre de lait ; hoquet persistant.

A 6 heures, vomissement de lait caillé et de bile.

État de torpeur entre-coupé de plaintes.

Mictions fréquentes et abondantes dans le lit.

A 9 heures du matin, abattement persistant, respiration courte, tantôt rapide, tantôt ralentie ; diaphragme abaissé refoulant fortement les intestins, ce qui fait paraître le ventre ballonné ; langue saburrale, haleine âcre.

Injection de 360 gr. de sérum.

360 gr. de sérum. A midi, T. A. 36° 4.

Dans l'après-midi, la malade qui se plaint toujours de l'estomac, vomit le lait plus ou moins mélangé de bile.

A 8 heures du soir, T. A. 36° 3 ; torpeur persistante.

A 7 heures du matin, T. A. 35° 8. R. 40 irrégulière. P. 110 très petit. Même état de torpeur.

20 Décembre.

Vomissements très abondants, marc de café.

La malade refuse le lait. Mictions toujours fréquentes et abondantes.

A midi, T. A. 36° 8.

A 7 heures du soir, T. A. 37° 7. R. plus courte, râle.

Râle persistant. Respiration ralentie pendant toute la journée.

21 Décembre.

A 7 heures du matin, T. A. 37°.

A 8 heures du soir, T. A. 38° 9 ; état agonique.

Mort à 2 heures du matin.

22 Décembre.

T. A. après la mort, 39° 9.

AUTOPSIE

Utérus, annexes et péritoine normaux.

Foie normal.

Estomac : paraît malade depuis longtemps ; la tunique musculaire semble avoir disparu en grande partie. Au niveau de la grosse tubérosité, la paroi est transparente, réduite à la minceur d'une pelûre d'oignon, se déchirant à la moindre traction. Dans la même région piqueté hémorragique très étendu.

Rein droit : extérieurement noir foncé sur sa moitié supérieure. A la coupe : moitié supérieure indurée et composée d'un tissu uniformément noir sans aucun détail anatomique reconnaissable ; moitié inférieure d'aspect normal.

Organe très petit ; hauteur 71 millimètres.

Rein gauche : forme extérieure en feuilles de trèfle, en raison de deux dépressions de l'étendue d'une pièce d'un franc, situées sur la face antérieure et le bord externe, l'une à l'union du tiers supérieur avec le tiers moyen, l'autre à l'union du tiers moyen avec le tiers inférieur.

A la coupe : le quart supérieur seul présente l'aspect normal.

Le reste de l'organe est composé d'un tissu jaune, dense. Sur les points correspondants aux dépressions de la surface tout

tissu a disparu et il ne reste qu'une coque fibreuse épaisse.
Organe petit ; hauteur 69 millimètres.
(Voir la figure ci-jointe.)
Rien à noter dans les autres organes.

———

L'observation ci-dessus ne saurait évidemment prêter à aucune discussion.

Je l'ai rapportée comme un exemple frappant de l'efficacité des injections salines. N'est-il pas remarquable, qu'avec de tels reins, elles aient pu faire sortir la malade du coma profond dans lequel elle se trouvait et lui donner une certaine survie ?

———

CONCLUSIONS

Les injections salines abondantes me paraissent donc mériter une place des plus importantes dans le traitement de l'éclampsie puerpérale grave et de ses suites immédiates.

Au point de vue du traitement prophylactique, je présenterai seulement quelques remarques.

Comme M. Tarnier l'a si bien montré, le régime lacté est d'une remarquable efficacité.

Comme ce maître, je n'ai jamais vu une femme soumise depuis 8 jours au régime lacté *absolu* avoir des attaques éclamptiques ni même aucun trouble d'origine toxique au moment de son accouchement.

Mais quelques auteurs disent que le régime lacté produit la diminution et même la disparition de l'albuminurie avant l'accouchement.

Il ne m'a été donné d'observer aucun cas d'albuminurie gravidique où le régime lacté, même prolongé, ait amené, avant l'accouchement, une diminution cliniquement appréciable de la quantité d'albumine.

Il en a été de même de l'œdème qui, chez quelques femmes

1

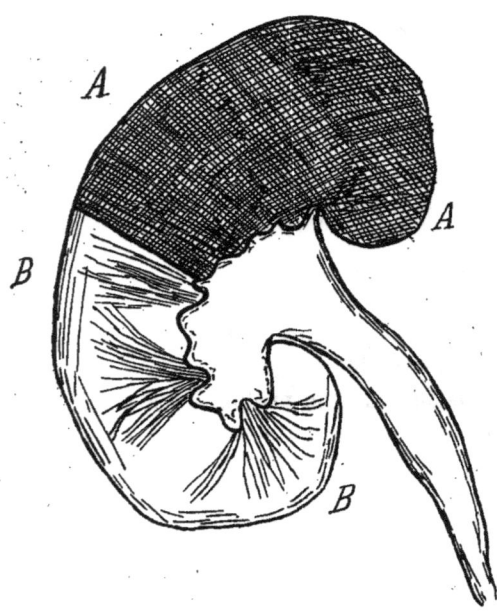

2

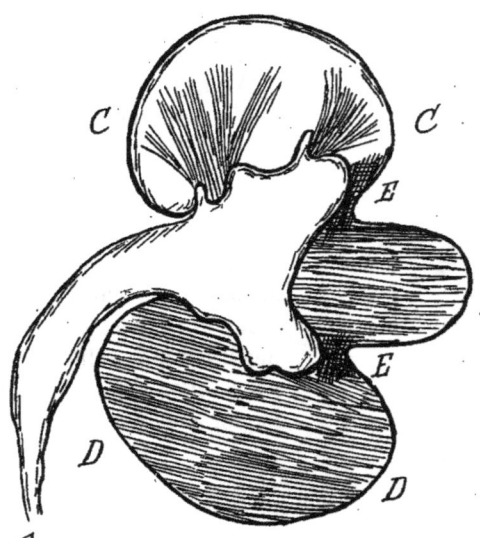

Dr. H.F.
1894

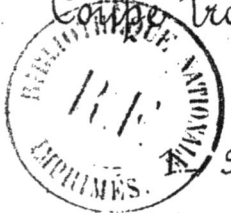

Coupe transversale médiane des deux reins.

(Grandeur nature)

1 — Rein droit (moitié postérieure)

A.A — Zone de tissu noir induré

B.B — Zone de tissu normal

2 — Rein gauche (moitié postérieure)

C.C — Zone de tissu normal

D.D.D — Zones de tissu lardacé

E.E — Deux points où il ne reste qu'une paroi fibreuse.

soumises au régime lacté depuis plusieurs semaines, était énorme au moment de l'accouchement.

Néanmoins, on ne saurait trop le répéter, jamais les femmes soumises à temps, au régime lacté absolu, quel que fût l'abondance de l'albuminurie et l'énormité de l'œdème, n'ont eu ni éclampsie, ni autres troubles toxiques, au moment de l'accouchement.

Si j'insiste sur ces faits, c'est que j'ai constaté l'abandon du régime lacté absolu en raison de la persistance de l'albuminurie et de l'œdème ou de leur augmentation.

J'ajouterai que l'urine des primipares doit être examinée fréquemment, surtout dans le dernier mois de la grossesse.

Dans l'observation V ne voit-on pas que l'intoxication si grave s'est produite en trois semaines?

Récemment un autre fait analogue s'est produit dans le service.

Une primipare (n° 105 du registre 1896), chez laquelle l'état normal de l'urine avait été constaté le 20 Mai et le 18 Juin, est revenue accoucher le 12 Juillet et a eu quelques attaques d'éclampsie. L'urine, à ce moment, contenait une notable quantité d'albumine.

Je n'ai pas rapporté ce cas, qui a été aussi traité avec succès par les injections salines, parce qu'il m'a paru léger ; mais le fait de la rapidité de l'intoxication gravidique méritait d'être signalé.

Pau, Juillet 1896.

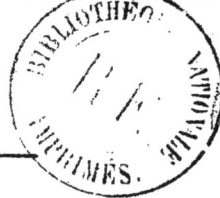

137

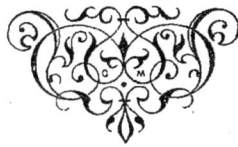